Zouhour GASSARA
Hela FOURATI
Sofien BAKLOUTI

Envolvimento do tornozelo na artrite psoriática

Zouhour GASSARA
Hela FOURATI
Sofien BAKLOUTI

Envolvimento do tornozelo na artrite psoriática

Aspectos clínicos e radiológicos / Contribuição da ecografia osteoarticular

ScienciaScripts

Imprint
Any brand names and product names mentioned in this book are subject to trademark, brand or patent protection and are trademarks or registered trademarks of their respective holders. The use of brand names, product names, common names, trade names, product descriptions etc. even without a particular marking in this work is in no way to be construed to mean that such names may be regarded as unrestricted in respect of trademark and brand protection legislation and could thus be used by anyone.

Cover image: www.ingimage.com

This book is a translation from the original published under ISBN 978-620-3-41375-5.

Publisher:
Sciencia Scripts
is a trademark of
Dodo Books Indian Ocean Ltd. and OmniScriptum S.R.L publishing group

120 High Road, East Finchley, London, N2 9ED, United Kingdom
Str. Armeneasca 28/1, office 1, Chisinau MD-2012, Republic of Moldova, Europe
Managing Directors: Ieva Konstantinova, Victoria Ursu
info@omniscriptum.com

Printed at: see last page
ISBN: 978-620-8-54641-0

ENVOLVIMENTO DO TORNOZELO ARTRITE PSORIÁTICA ASPECTOS CLÍNICOS E RADIOLÓGICOS / CONTRIBUIÇÃO DA ECOGRAFIA OSTEOARTICULAR

ZOUHOUR GASSARA HELA FOURATI

SOFIEN BAKLOUTI

ÍNDICE DE CONTEÚDOS

INTRODUÇÃO

A artrite psoriática (APS) é uma doença reumática inflamatória crónica e grave que pertence à família das espondiloartrites. A sua prevalência está estimada entre 0,1% e 1% na população em geral e até 30% em pessoas com psoríase cutânea. Afecta igualmente homens e mulheres, principalmente entre os 30 e os 50 anos de idade **[1]**.

A psoríase caracteriza-se por uma apresentação clínica heterogénea e polimorfa que combina manifestações articulares periféricas (artrite, sinovite, dactilite, entesite) e/ou axiais (envolvimento da coluna vertebral e das articulações sacro-ilíacas), bem como manifestações dermatológicas (envolvimento psoriático da pele e das unhas). As manifestações reumatológicas desenvolvem-se normalmente num período de cinco a dez anos após a psoríase cutânea. No entanto, 10% a 15% dos doentes desenvolvem o envolvimento articular antes do envolvimento cutâneo **[2,3]**.

O envolvimento do tornozelo (articulação talocrural) é comum na artrite psoriática, com uma prevalência que varia entre os 20% e os 30% na literatura, sendo frequentemente negligenciado e não reconhecido nos doentes com esta patologia **[4,5,6]**. Além disso, pode ser grave e levar a uma incapacidade funcional significativa, piorando assim o prognóstico desta doença.

Os objectivos do nosso estudo foram :

1. Determinar a prevalência do envolvimento do tornozelo na psoríase.

2. Estudar as caraterísticas clínicas, radiográficas e ultra-sonográficas da lesão do tornozelo em pacientes com RPso.

DOENTES E MÉTODOS

1. Tipo de estudo

Este é um estudo transversal, de centro único, realizado no departamento de reumatologia do Hospital Universitário Hédi Chaker em Sfax (Tunísia) durante um período (junho de 2021-maio de 2022), incluindo pacientes que estão a ser monitorizados para RPso. Foi obtido o consentimento livre e informado de todos os participantes.

2. População do estudo

2.1. Inclusão

Incluímos doentes no nosso estudo:

- Pessoas com psoríase que satisfazem os critérios de classificação mais recentes para a psoríase (CASPAR) em 2006 **(Anexo 1)**, independentemente do tempo de evolução da doença.
- Idade igual ou superior a 18 anos
- Que aceitaram um exame clínico, podoscópico e ultrassonográfico dos pés e tornozelos.

2.2. Critérios de não-inclusão

Não incluímos doentes no nosso estudo:

- Ter outra forma de espondiloartrite
- Portadores de defeitos congénitos do pé
- Amputações de pés ou pernas
- Ter recusado um exame clínico, podoscópico ou ultrassonográfico dos pés e tornozelos

3. Métodos

3.1. Recolha de dados

Para todos os pacientes incluídos, recolhemos:

3.1.1. Dados comuns

- Dados demográficos: identidade do doente, idade, sexo, origem geográfica, nível socioeconómico e profissão.
- Os hábitos e a história pessoal do paciente.
- O historial familiar do doente: Nomeadamente uma história de

psoríase cutânea, RPso ou outra forma de espondiloartrite.

3.1.2. Dados relativos à doença

▪ **Caraterísticas clínicas e radiológicas da** doença - **grau** de progressão, idade de aparecimento, apresentação clínica, forma clínico-radiológica (axial, periférica ou mista), manifestações dermatológicas e outras manifestações extra-articulares...

▪ **Parâmetros biológicos**: marcadores inflamatórios (ESR, CRP), tipagem HLA, fator reumatoide (FR).

▪ **Pontuações da avaliação RPso :**

- Para avaliar a atividade da doença, utilizámos o

ASDAS (Ankylosing Spondylitis Disease Activity Score) **(Anexo 2)**.

A ASDAS é uma pontuação validada utilizada para avaliar a atividade e a progressão das várias formas de espondiloartrite, incluindo a RPso [7].

- Para avaliar o impacto funcional da doença, utilizámos o **HAQ** (Health Assessment Questionnaire) **(Anexo 3)**.

O HAQ é uma pontuação funcional utilizada para avaliar o impacto da doença na capacidade do doente para realizar as suas actividades diárias **[8]**.

3.2. Avaliação da lesão do tornozelo

Todos os doentes incluídos no estudo foram examinados e avaliados quanto ao envolvimento do tornozelo. Cada paciente recebeu :

- **Questionamento cuidadoso:** procura de sinais funcionais que apontem para uma lesão do tornozelo (artralgia inflamatória do tornozelo, inchaço articular, etc.). Em caso de dor no tornozelo, especificámos a duração da dor, a sua intensidade através da escala visual analógica (EVA dor) (0: sem dor / 100: a dor mais intensa possível) e o tempo decorrido entre o início da dor e o diagnóstico de RPso.
- **Um exame físico completo:** incluindo um exame de ambos os tornozelos para detetar dor e/ou limitações dos movimentos passivos, sinovite, derrame intra-articular, etc.

Todos os doentes foram também submetidos a um exame podoscópico para detetar perturbações estáticas do pé e a um estudo da marcha.

▪ **Radiografias normalizadas dos 2 tornozelos (frente e lado):** As radiografias padrão foram interpretadas pelo mesmo reumatologista experiente. Os principais sinais radiológicos investigados foram: pinçamento do espaço articular, erosões e/ou geodos e anquilose.

▪ **Uma ecografia de ambos os tornozelos:** No dia da inclusão e após a avaliação clínico-podoscópica, foi efectuada uma ecografia dos tornozelos (em modo B e em modo power Doppler) pelo mesmo reumatologista com experiência em ecografia osteoarticular e sem conhecimento dos dados clínicos. Utilizámos um aparelho Esaote Mylab Gamma com uma sonda de varrimento linear de 6 a 18 MHz.

Os principais achados ecográficos foram sinovite, derrame intra-articular, erosões corticais e tenossinovite. A tenossinovite foi detectada nos tendões fibulares, tibiais posteriores, tibiais anteriores e extensores dos dedos dos pés.

4. Análise estatística

Após verificação da normalidade pelo teste de Shapiro-Wilk, as variáveis contínuas foram descritas em termos de média ± desvio padrão. As variáveis qualitativas foram descritas em termos de percentagens. Para o estudo analítico, dividimos os doentes incluídos em dois grupos:

- **Grupo 1:** doentes com lesões na articulação talocrural
- **Grupo 2**: Pacientes sem lesão da articulação talocrural).

As variáveis quantitativas foram comparadas entre os dois grupos através do teste t de Student e as variáveis qualitativas foram comparadas entre os dois grupos através do teste do Qui-quadrado ($\chi 2$). O limiar de significância foi um valor de $\mathbf{p < 0,05}$.

RESULTADOS

O número total de pacientes acompanhados por RPso e incluídos no nosso estudo foi de 40 pacientes.

1. Caraterísticas sócio-demográficas

1.1. Idade

A idade média dos doentes era de 49,9±5,69 anos, com uma variação de 22 a 80 anos. A distribuição dos doentes por idade está resumida **na Figura 1**.

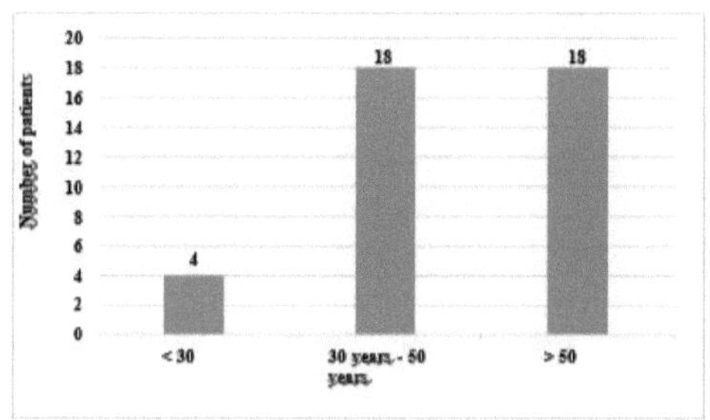

Figura 1: Repartição dos doentes por grupo etário.

1.2. Género

Verificou-se uma ligeira predominância do sexo masculino, com um rácio M/F de 1,2 (Figura 2).

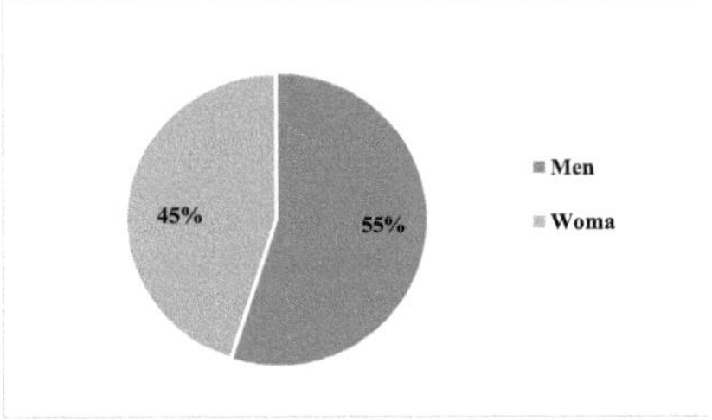

Figura 2: Repartição dos doentes por sexo.

1.3. Origem geográfica

Setenta por cento dos nossos doentes (70%, n=28) eram do centro da Tunísia e 30% dos doentes (n=12) eram do sul da Tunísia. Os doentes que viviam em zonas urbanas representavam 62,5% dos casos (n=25), enquanto os de origem rural representavam 37,5% dos casos (n=15).

1.4. Profissão

Trinta e cinco por cento dos nossos doentes (35%, n=14) estavam desempregados e atribuíram o seu desemprego à incapacidade relacionada com a doença **(Figura 3)**.

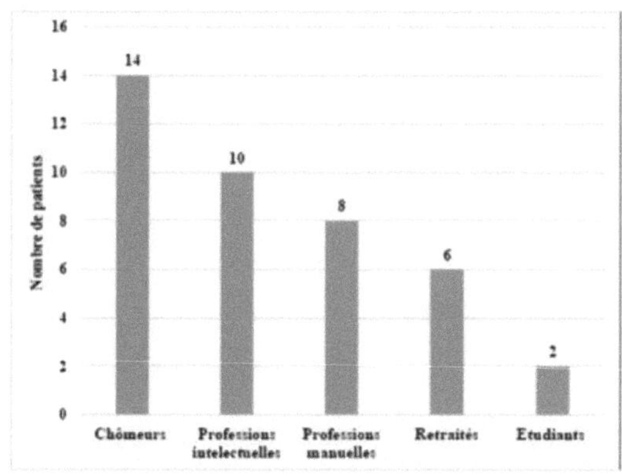

Figura 3: Repartição dos doentes por profissão.

2. História pessoal e familiar

A intoxicação tabágica foi relatada em 27,5% dos pacientes (n= 11). A história clínica foi referida em 52,5% dos doentes (n=21), como se mostra na **Figura 3**. A história familiar de psoríase cutânea foi mencionada em 15% dos doentes (n= 6) e a história de artrite psoriática em 5% dos doentes (n= 2).

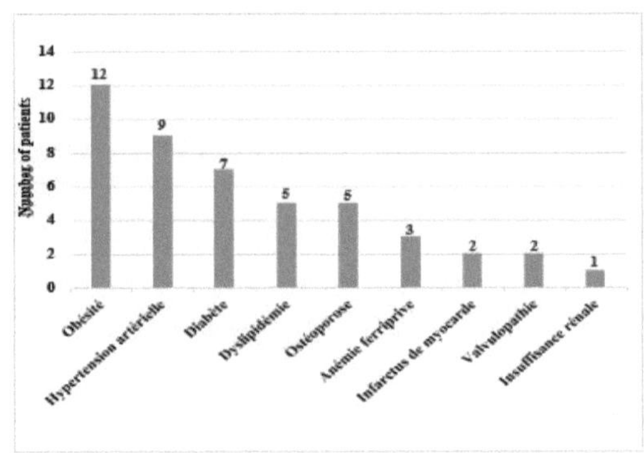

Figura 4: História médica e comorbilidades na nossa população.

3. Caraterísticas da doença

3.1. Idade aquando do diagnóstico de reumatismo

A idade média dos doentes na altura do diagnóstico era de 40,5 ± 5,45 anos.

3.2. Tempo de desenvolvimento

A duração média da progressão foi de 5 anos, com extremos que variaram de 1 mês a 15 anos.

3.3. Revelação do quadro clínico

As formas de aparecimento foram: oligoartrite em 30% dos casos (n=12), poliartrite em 22,5% dos casos (n=9), talalgia em 22,5% dos casos (n=9), fessialgia em 20% dos casos (n=8) e monoartrite em 5% dos casos (n=2).

3.4. Forma clínico-radiológica da doença reumatológica

A forma clínico-radiológica do RPso foi periférica pura em 52,5% dos casos (n=21), axial e periférica (mista) em 42,5% (n=17) e axial pura em 5% (n=2) **(Figura 5)**.

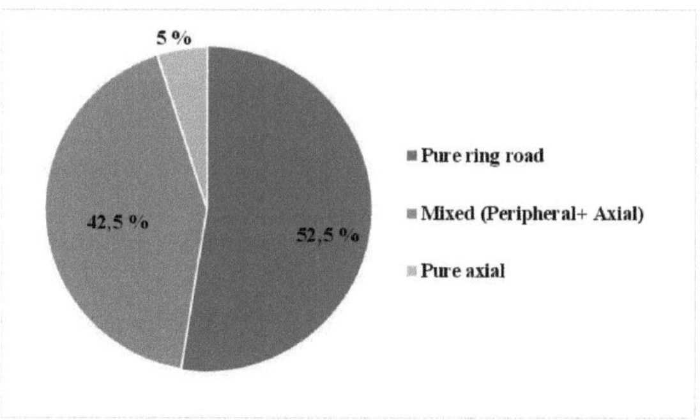

Figura 5: Forma clínico-radiológica da artrite psoriática na nossa população.

Clinicamente, o envolvimento articular periférico foi encontrado em 95 = Os sintomas clínicos mais frequentemente relatados foram a oligoartrite dos membros inferiores (35%, n=14), a poliartrite assimétrica das mãos (30%, n=12) e a dactilite (20%, n=8).A entesite periférica foi encontrada em 80% dos casos (n=32) e o calcanhar foi a entese afetada em quase todos estes doentes (n=31). As manifestações axiais (dores na coluna e/ou nos glúteos) foram referidas em 45% dos casos (n=18). Na radiografia normalizada da bacia: a sacroiliíte foi assinalada em 25% dos casos (n = 10) (unilateral em 5 doentes e bilateral em 5 doentes) e a coxite em 5% dos doentes (n = 2).

3.5. Envolvimento extra-articular

Todos os nossos doentes apresentavam lesões de psoríase cutânea e/ou ungueal ou uma história pessoal e/ou familiar de psoríase. A psoríase precedeu a artrite reumatoide na maioria dos doentes (65,7% dos casos), com uma duração média de 5,9 anos antes do início das manifestações reumatológicas. Em 27,5% dos doentes, a psoríase era concomitante com o reumatismo e em 8,6% desenvolveu-se após as manifestações reumatológicas. Para além das manifestações dermatológicas, foram observadas manifestações extra-articulares em 12,5% dos doentes (n = 5): uveíte anterior aguda (n = 3), nefropatia mesangial IgA (n = 1) e perturbações da condução cardíaca (n = 1).

3.6. Parâmetros biológicos

A síndrome inflamatória biológica foi observada em 62,5% dos doentes (n = 25). O valor médio da VS foi de 43,79 mm/h ± 29,14 mm/h e o valor médio da PCR foi de 20,83 mg/dL ± 28,06 mg/dL. O FR foi negativo em 85% dos casos (n=34), ligeiramente positivo em 1 doente e não medido em 5 doentes. A tipagem HLA foi efectuada em 50% dos doentes. O HLA 27 foi encontrado em 20% destes doentes (n=4) e o HLA B17 em 15% (n=3).

3.7. Indicadores de avaliação da doença

De acordo com a pontuação de atividade ASDAS (VS), a doença era altamente ativa em 67,5 % dos casos (n=27). A pontuação média do ASDAS foi de 2,95±1,88. No que respeita ao impacto da doença na qualidade de vida dos nossos doentes, o valor médio do índice funcional HAQ foi de 0,9± 0,28 em de 3.

4. Caraterísticas do envolvimento do tornozelo

4.1. Prevalência

Na nossa série, o envolvimento do tornozelo foi referido em 50% dos doentes (n = 20) **(Figura 6)**, sendo a doença sintomática em 75% dos casos (n = 15) e assintomática (descoberta na imagiologia) em 25% dos doentes (n = 5). O envolvimento do tornozelo revelou doença reumática em 25% dos doentes (n = 10).

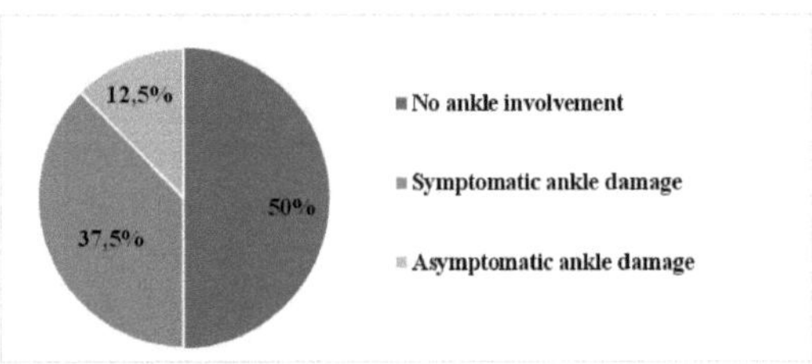

Figura 6: Prevalência do envolvimento do tornozelo na nossa população.

4.2. Caraterísticas clínicas

4.2.1. Sinais funcionais

A artralgia inflamatória que afecta um ou ambos os tornozelos foi registada em 37,5% dos nossos doentes (n = 15). Esta artralgia revelou a presença de psoríase em 25% dos nossos doentes (n = 10). O tempo médio entre o início da dor no tornozelo e o início da doença foi de 6,7 meses ± 3,5 meses, com extremos que variaram de 0 a 36 meses. A EVA média da dor no tornozelo foi de 58,25 ± 23,15.

4.2.2. Dados do exame físico

Ao exame, a artrite do tornozelo foi encontrada em 30% dos casos (n = 12). Era unilateral em 75% (n = 9) e bilateral em 25% (n = 3) destes doentes. Outros achados de exame: A mobilidade limitada da articulação talocrural (flexão e/ou extensão) foi observada em 15% dos casos (n = 6). A instabilidade do tornozelo foi observada em 12,5% dos casos (n= 5). As alterações estáticas do pé foram identificadas no exame podológico em 27,5% dos casos (n= 11): pé plano (n= 7), pé cavo (n= 1) e valgo do pé posterior (n= 3). As anomalias da marcha foram registadas em 10% dos casos (n = 4).

4.3. Radiografias normais

As radiografias padrão do tornozelo eram normais em 70% dos doentes (n=28) e apresentavam anomalias em 30% (n=12). As anomalias radiológicas observadas foram: pinçamento do espaço articular talocrural (25%, n=10), erosões e/ou geodos das margens articulares da articulação talocrural (20%, n=8), anquilose da articulação talocrural (5%, n=2).

4.4. Ultrassom do tornozelo

As ecografias de ambos os tornozelos mostraram anomalias em 42,5% dos doentes (n = 17). Nos doentes assintomáticos (tornozelo sem dor), o envolvimento do tornozelo foi detectado por ecografia em 4 doentes. Dos doentes com lesões ultra-sonográficas do tornozelo (n = 17), 47% tinham lesões sub-radiológicas (sem anomalias nas radiografias normais) (n = 8). As anomalias ultra-sonográficas da articulação talocrural foram: derrame intra-articular (27., n= 11), sinovite talocrural (15 %, n= 6), osso erosões (irregularidades no osso cortical) 12., n= 5) **(Figura 7)**. As anomalias ultra-sonográficas dos tendões do tornozelo (tenossinovite) foram observadas em 30% dos nossos doentes (n=12). Os tendões afectados foram, por ordem decrescente de frequência: fibular (17., n=7), tibial anterior (12,5%, n=5), tibial posterior (10%, n=4), Hallux longus (7,5%, n=3) **(Figura 8)**.

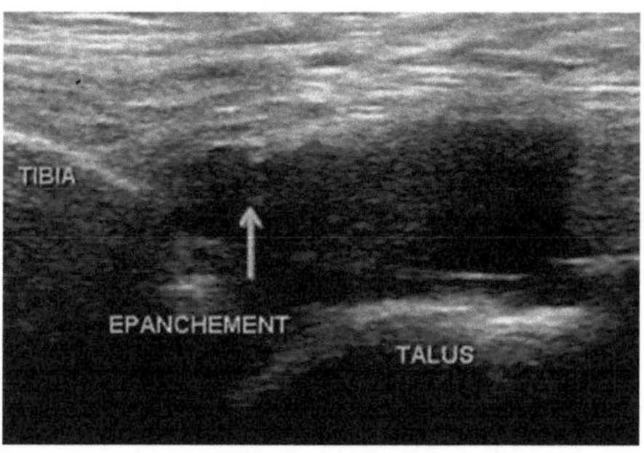

Figura 7: Secção de ultrassom mostrando derrame intra-articular de artrite talocrural

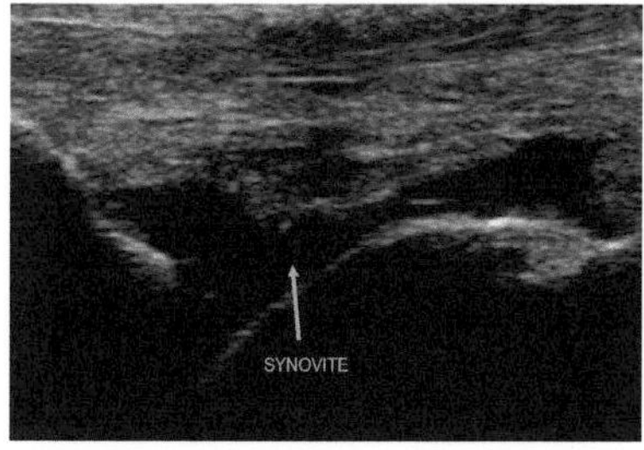

Figura 8: Secção de ultrassom mostrando sinovite talocrural

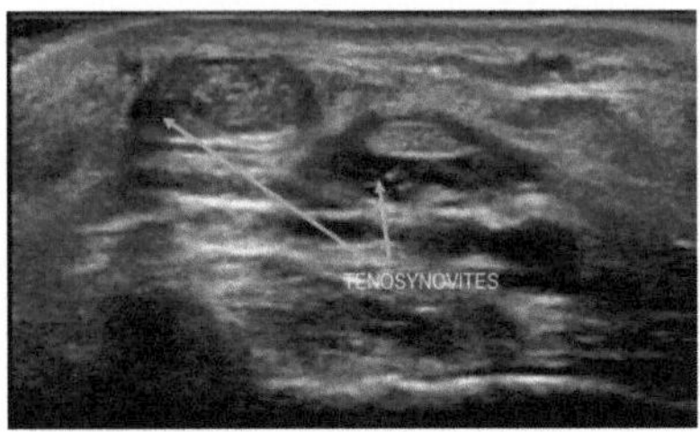

Figura 9: Secção de ultrassom mostrando tenossinovite dos tendões Tibial anterior e Hallux longus.

5. Estudo analítico: Factores associados à lesão do tornozelo

5.1. Caraterísticas sócio-demográficas

Ao compararmos os dois grupos de acordo com a presença ou ausência de lesão talocrural, os parâmetros sociodemográficos não pareceram influenciar essa lesão em nosso estudo **(Tabela I).**

Tabela I: Comparação dos parâmetros sociodemográficos de acordo com a presença ou ausência de lesão talocrural.

	Grupo 1: Lesão talocrural (+) N= 20	Grupo 2: Lesão talocrural (-) N= 20	p
Idade, anos (média ± desvio padrão)	51,8 ± 14,6	49,1 ± 13,8	0,55*
Rácio de sexo, M/F	12/8	11/9	0,89**
Desemprego, % (n)	40% (8)	30% (6)	0,39**
Fumadores, % (n)	40% (8)	25% (5)	0,23**

* Teste t de Student (variáveis quantitativas), ** Teste do Qui-quadrado (variáveis qualitativas)

5.2. Caraterísticas da doença

A comparação dos dois grupos de acordo com a presença ou ausência de envolvimento do tornozelo não mostrou diferenças significativas no índice de massa corporal (IMC), na duração da progressão da doença, na presença de perturbações do tornozelo, ou na presença ou ausência de problemas no tornozelo. estática dos pés ou níveis de marcadores biológicos de inflamação (VS e PCR) **(Tabela II)**.

Tabela II: Comparação das caraterísticas clínicas e biológicas da doença de acordo com a presença ou ausência de envolvimento talocrural.

	Grupo 1: Lesão talocrural (+)N= 20	Grupo 2: Lesão talocrural (-)N= 20	p
IMC, kg/m² (média±desvio-padrão)	27.25± 3.11	25.54± 4.43	0,35*
Tempo de desenvolvimento, meses (média ± desvio padrão)	57.47± 38.25	48.16± 29.55	0,16*
Doenças estáticas do pé, % (n)	(5)	(6)	0,91**
VS, mm/h (média±desvio-padrão)	47.71± 29.18	46.30± 23.92	0,88*
PCR,mg/L (média ± desvio padrão)	20.12± 12.51	18.90± 11.05	0,22*

IMC: Índice de Massa Corporal, VS: Velocidade de Sedimentação, PCR: Proteína C-reactiva

* Teste t de Student (variáveis quantitativas), ** Teste do Qui-quadrado (variáveis qualitativas)

Não houve diferença significativa no escore de atividade ASDAS (VS) entre os pacientes com e sem lesão no tornozelo. No entanto, foi observada uma correlação significativa entre a presença de lesão talocrural e a pontuação funcional do HAQ (p = 0,04) **(Tabela III)**.

Tabela III: Comparação dos índices de avaliação da doença de acordo com a presença ou ausência de envolvimento talocrural.

	Grupo 1: Lesão talocrural (+)N= 20	Grupo 2: Lesão talocrural (-)N= 20	p
ASDAS, (média ± desvio padrão)	2,98 ± 1,2	2,92 ± 0,92	0,82
HAQ (média±desvio-padrão)	1,12 ± 0,82	0,65 ± 0,32	0,04

ASDAS: Ankylosing Spondylitis Disease Activity Score, HAQ: Questionário de Avaliação da Saúde.

DISCUSSÃO

O nosso estudo demonstrou claramente que o envolvimento do tornozelo (a articulação talocrural) é frequente nos indivíduos com psoríase. A prevalência do envolvimento do tornozelo foi de 50% e revelou doença reumática em 25% dos doentes incluídos no estudo. Na literatura, a prevalência do envolvimento do tornozelo varia entre 20% e 30%, mas pode chegar a 50% em algumas séries, como demonstrado no nosso estudo **[4,5,6]**.

Em todas as formas de espondiloartrite, e mais particularmente na RPso, o envolvimento do tornozelo ocorre frequentemente no contexto de uma oligoartrite dos membros inferiores ou de uma poliartrite, muitas vezes assimétrica. O envolvimento monoarticular (monoartrite do tornozelo) é menos comum mas pode ser observado, particularmente nas fases iniciais da doença **[9, 10]**.

Tal como na maioria das doenças reumáticas, as principais manifestações clínicas do envolvimento do tornozelo incluem geralmente dor inflamatória, anomalias e dificuldades na marcha, artrite, sinovite e tenossinovite (nomeadamente dos tendões anteriores do tornozelo e dos fibulares). No entanto, o envolvimento do tornozelo pode, por vezes, ser completamente assintomático, sendo muitas vezes os exames imagiológicos (nomeadamente a ecografia osteoarticular) que permitem o seu diagnóstico, como no caso de 12,5% dos nossos doentes **[9, 10, 11]**.

De facto, a ecografia do tornozelo é reprodutível e sensível para detetar sinovite, derrames intra-articulares na articulação talocrural e tenossinovite, mesmo na ausência de sinais clínicos. Pode também revelar erosões e reconstruções periosteais não visíveis nas radiografias convencionais, particularmente numa fase sub-radiológica precoce. No nosso estudo, dos doentes que apresentavam lesões no tornozelo por ultra-sons (n=17), 8 deles (47%) não apresentavam lesões estruturais nas radiografias normais. O primeiro ponto forte do nosso estudo é o interesse que demonstrámos no envolvimento do tornozelo durante o curso do RPso. O envolvimento do tornozelo é muitas vezes negligenciado, subestimado e insuficientemente estudado nesta doença, apesar de estar frequentemente presente. Tanto quanto é do nosso conhecimento, este é o primeiro estudo de âmbito nacional sobre este assunto. Outro ponto forte do nosso estudo é a abordagem global do envolvimento da articulação talocrural, o que permitiu estudar não só os seus aspectos clínicos e radiológicos, mas também incluir a exploração ecográfica em todos os participantes.Para além do estudo descritivo, o nosso trabalho incluiu um estudo analítico comparativo entre os dois grupos (de acordo com a presença ou ausência de envolvimento talocrural), de forma a estudar os factores associados a este envolvimento na nossa população. Não foram encontradas associações significativas entre o envolvimento do tornozelo e outros factores como a idade, sexo, IMC, duração da progressão da doença, presença de doenças estáticas do pé, níveis de marcadores biológicos de inflamação (VS e PCR) ou score de atividade da doença ASDAS. Na literatura, não existem estudos que tenham avaliado especificamente os factores associados ao envolvimento do tornozelo em doentes com psoríase. No entanto, alguns estudos demonstraram que os homens com psoríase têm maior probabilidade de desenvolver artrite periférica, independentemente da localização, do que as mulheres, embora esses estudos não especifiquem se os tornozelos estão especificamente envolvidos. Este facto não foi demonstrado na nossa série e não foi observada qualquer diferença entre os dois sexos **[12]**.

No que diz respeito ao IMC, não existem estudos publicados que analisem especificamente a associação entre o envolvimento do tornozelo e o IMC durante a RPso. No entanto, noutras doenças reumáticas semelhantes, como a artrite reumatoide e a artrite idiopática juvenil poliarticular, foi demonstrada uma associação significativa entre o IMC e a presença e progressão do envolvimento talocrural **[13,14]**. No entanto, esta relação não foi observada na nossa série, onde o IMC não diferiu significativamente entre os doentes com e sem envolvimento talocrural. No nosso estudo, a presença ou ausência de envolvimento talocrural não pareceu ser influenciada pelos níveis de marcadores biológicos de inflamação ou pelo grau de atividade da doença (avaliado pelo ASDAS). Embora, por exemplo, o estudo de Yano et al **[13]** tenha demonstrado uma associação significativa entre o envolvimento do tornozelo e a atividade da doença de acordo com o DAS 28 (Disease Activity Score) no caso da artrite reumatoide, há uma falta de estudos sobre este assunto no contexto da osteoartrite. No entanto, foi observada uma associação positiva significativa entre o envolvimento do tornozelo e o score de qualidade de vida HAQ (p= 0,04), sugerindo que o envolvimento do tornozelo contribui para o agravamento da incapacidade funcional e da qualidade de vida nestes doentes. Neste contexto, está bem estabelecido que a psoríase é uma das principais causas de incapacidade funcional devido ao envolvimento das articulações periféricas, axial e cutâneo **[15,16]**. De acordo com os estudos, os principais factores associados à extensão desta incapacidade em pessoas com psoríase incluem a idade da doença, a elevada atividade e o fraco controlo da doença, bem como o número de articulações inchadas **[17,18]**. Assim, a presença de artrite é um fator determinante de incapacidade funcional na PsORP, incluindo a artrite do tornozelo, devido à dor e às dificuldades de locomoção que pode causar. O nosso estudo teve algumas limitações e insuficiências, principalmente o pequeno tamanho da amostra e a natureza transversal do estudo, que não nos permitiu acompanhar a evolução da lesão do tornozelo ao longo do tempo. Outros estudos com populações maiores e com seguimento prolongado parecem interessantes para obter resultados estatísticos mais fiáveis.

CONCLUSÃO

O nosso estudo demonstrou a elevada frequência de envolvimento do tornozelo (articulação talocrural) em indivíduos com artrite reumatoide, encontrado em 50% dos doentes incluídos. Além disso, revelou doença reumática em 25% dos pacientes estudados, ressaltando a importância do rastreamento e avaliação desta articulação em pacientes com artrite reumatoide. O nosso estudo demonstrou ainda o polimorfismo clínico e radiológico desta patologia, com vários aspectos identificados na radiografia standard e na ecografia osteoarticular.A ecografia revelou-se um exame bastante reprodutível na avaliação do dano talocrural na nossa série, permitindo a deteção de sinovite, derrames intra-articulares e tenossinovite, mesmo na ausência de sinais clínicos. Permitiu ainda a deteção de erosões corticais numa fase precoce e infra-radiológica. A ultrassonografia deve, portanto, tornar-se o principal exame de imagem e um complemento essencial ao exame físico na prática diária, para garantir uma melhor avaliação e deteção precoce do dano talocrural em pacientes com RPso. Outro achado interessante do nosso estudo é que ele mostrou uma associação estatisticamente significativa entre o envolvimento talocrural e o escore de qualidade de vida HAQ em pacientes com psoríase, sugerindo que o envolvimento talocrural é uma importante fonte de incapacidade funcional nessa condição, devido à dor e às dificuldades de locomoção que pode causar. Daí a importância de uma avaliação rigorosa do envolvimento do tornozelo durante o acompanhamento de pacientes com RPso, bem como de um tratamento precoce e adequado, a fim de melhorar o prognóstico da doença e a qualidade de vida desses pacientes.

REFERÊNCIAS

1. **Karmacharya P, Chakradhar R, Ogdie A.** The epidemiology of psoriatic arthritis: Uma revisão da literatura. Melhores práticas e investigação: Reumatologia Clínica. junho de 2021; 35: 101692.

2. **Choueiri M, Pina Vegas L, Claudepierre P.** Artrite psoriática: diagnóstico, critérios e limites. Revue du Rhumatisme Monographies. 2020; 87(4): 254-260.

3. **Coates LC, Helliwell PS.** Psoriatic arthritis: state of the art review (Artrite psoriática: revisão do estado da arte). Clinical Medicine. 2017; 17(1): 65-70.

4. **Tillett, W., et al.** "Psoriatic arthritis: a review of the literature and management strategies." Clinical Rheumatology, 201; 30(4): 577-586.

5. **Olivier, C. M., et al.** "Prevalência e padrão de envolvimento das articulações periféricas na artrite psoriática: um estudo de 200 doentes." Rheumatology International, 2008; 28(6): 547-550.

6. **Estudo do Departamento de Reumatologia (2014).** Estudo sobre a frequência do envolvimento do tornozelo na artrite psoriática. European Journal of Rheumatology, 2014; 22(3): 175-180.

7. Van der et al. Sensibilidade e capacidade discriminatória do Ankylosing Spondylitis Disease Activity Score em doentes tratados com etanercept ou sulfasalazina no ensaio ASCEND. Rheumatology. 1 de outubro de 2012;51(10):1894-905.

8. Gudu T, Gossec L. Impact of psoriatic arthritis on quality of life (Impacto da artrite psoriática na qualidade de vida). Revista do Ritmo Monografias. 1 de setembro de 2020 ;87(4) : 288-94.

9. McArdle A, Pennington S, FitzGerald O. Clinical Features of Psoriatic Arthritis: a Comprehensive Review of Unmet Clinical Needs. Revisões Clínicas em Alergia e Imunologia. Dez 2018; 55(3): 271-294.

10. Rida MA, Chandran V. Challenges in the clinical diagnosis of psoriatic arthritis (Desafios no diagnóstico clínico da artrite psoriática). Imunologia Clínica. maio de 2020; 214: 108390.

11. Galluzzo E, Lischi DM, Taglione E et al. Análise ecográfica do tornozelo em doentes com artrite psoriática. Scand Journal of Rheumatology. 2000; 29(1): 52-55.

12. Eder L, Thavaneswaran A, Chandran V, Gladman DD. Diferença de género na expressão da doença, danos radiográficos e incapacidade em doentes com artrite psoriática. Ann Rheum Dis 2013 ;72(4):578e82.

13. Yano k, Ikari k, Inoue E, Sakuma Y et al. Caraterísticas dos doentes com artrite reumatoide cuja articulação de estreia é uma articulação do pé ou do tornozelo: Um estudo de 5.479 casos da coorte IORRA. PLoS One. 2018;13(9):1-10.

14. Bormann P, Ayhan F, Tuncay F, Sahin M et al. Foot problems in a group of patients with rheumatoid arthritis: an unmet need for foot care. Open Rheumatol Journal. 2012 ; 6:290-5.

15. Gladman DD, Antoni C, Mease P, Clegg DO, Nash P. Psoriatic arthritis: epidemiology, clinical features, course, and outcome. Ann Rheum Dis 2005;64(Suppl 2):ii14-7.

16. Kavanaugh A, Helliwell P, Ritchlin CT. Artrite psoriática e peso da doença: perspectivas dos doentes no inquérito de base populacional Multinational assessment of Psoriasis and Psoriatic Arthritis (MAPP). Rheumatol Ther 2016; 3:91- 102.

17. Mease P, Strand V, Gladman D. Functional impairment measurement in psoriatic arthritis: Importância e desafios. Seminários em Artrite e Reumatismo. 1 dez 2018; 48(3):436-48.

18. Haroon M, Gallagher P, FitzGerald O. O atraso no diagnóstico de mais de 6 meses contribui para um mau resultado radiográfico e funcional na artrite psoriática. Ann Rheum Dis 2015; 74:1045-50.

APÊNDICES

Apêndice 1: Critérios de classificação CASPAR 2006 para a artrite psoriática

Na presença de um envolvimento inflamatório das articulações (axial, periférico ou entesítico), o diagnóstico de artrite psoriática é feito quando **estão** presentes **3 pontos**.

Psoríase (um dos itens) Atual: 2 pontos História pessoal: 1 ponto História familiar: 1 ponto
2. Unha psoriática típica : 1 ponto
3. Fator reumatoide negativo: 1 ponto
4. Dactilite atual ou antecedentes de dactilite diagnosticada por um médico :1 ponto
5. Imagens radiológicas de ossificações justa-articulares nas radiografias das mãos e/ou dos pés (exceto osteoartrose): 1 ponto

Apêndice 2: Pontuação da Atividade da Doença da Espondilite Anquilosante (ASDAS)

Trata-se de uma pontuação utilizada para avaliar a atividade das espondiloartrites. Combina vários parâmetros: dor espinal global (0-100, pergunta 2 do BASDAI), rigidez matinal (0-100, pergunta 6 do BASDAI), dor articular periférica (0-100, pergunta 3 do BASDAI), avaliação da atividade da doença pelo doente (0-100) e PCR ou VS, consoante a fórmula escolhida.

Limiares de atividade da doença ASDAS

Inativo (Remissão)	ASDAS< 1.3
Moderado	1.3≤ ASDAS< 2.1
Activos	2.1≤ ASDAS< 3.5
Muito ativo	3.5≤ ASDAS

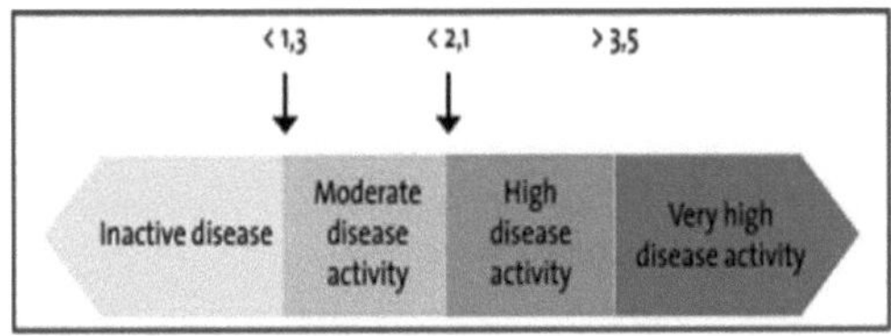

Apêndice 3: Questionário de avaliação da saúde (HAQ)

É uma pontuação funcional que reflecte a capacidade funcional dos doentes, avaliando a sua capacidade de realizar as actividades da vida diária em 8 áreas diferentes:

- Vestuário e cuidados corporais
- Levantar-se (de uma cadeira, da cama...)
- Refeições
- Andar a pé
- Higiene (lavagem, secagem, etc.)
- Agarrar (levantar um objeto, apanhar algo do chão...)
- Pega
- Outras actividades

O paciente preenche o questionário. Cada pergunta é classificada de 0 a 3 de acordo com a dificuldade sentida pelo doente: 0: nenhuma dificuldade, 1: alguma dificuldade, 2: muita dificuldade, 3: incapaz de realizar o gesto. A pontuação para cada uma das 8 áreas é a pontuação obtida entre as respostas às perguntas dessa área. A noção assistência de um terceiro e/ou a utilização de equipamento altera a pontuação para pelo menos 2. É atribuída uma pontuação de 3 se a pontuação anterior já for igual a 3. O índice HAQ é a soma das pontuações das diferentes áreas, dividida por 8.

HAQ entre 0 (nenhuma incapacidade) e 3 (incapacidade total)

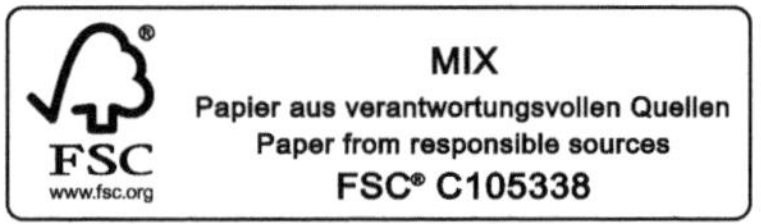

Printed by Books on Demand GmbH, Norderstedt / Germany